Índice glucémico bajo 2

Recetas Deliciosas para una Vida Saludable

RESUMEN :

- 5. Salchichas de Toulouse con curry de lentejas y zanahoria
- 6. Verduras y garbanzos de hortalizas
- 7. Endivias con pechuga de pollo gratinada
- **Ideas de postres y meriendas**
- 1. Tarta faba de limón y aqua
- 2. Batido de plátano y chocolate
- 3. Batido de pera y canela
- 4. Compota de madroño
- 5. Tortitas dulces de avena okara
- 6. Galletas de avena
- 7. Flan sin masa
- 8. Frutas asadas con especias
- 9. Tarta de trigo sarraceno y plátano
- 10. Batido de manzana y mantequilla de maní con semillas de chía
- 11. Rebanadas de manzana con mantequilla de maní
- 12. Bolas energéticas de mantequilla de maní
- **Idea de menú para comidas de bajo índice glucémico**

Presentación del Autor: Ig Bas

Soy un autor apasionado y un firme defensor de la salud
y el bienestar. Después de transformar profundamente mi
propio estilo de vida a través de una dieta de bajo índice
glucémico, ahora comparto mis conocimientos y
experiencias a través de libros.

En este segundo libro, "Alimentos de bajo índice
glucémico: deliciosas recetas para una vida sana",
profundizo aún más en mi compromiso con una dieta
equilibrada. A partir de mi primera experiencia exitosa,
sigo explorando los beneficios de una cocina sabrosa,
accesible y saludable.

Su viaje

Tras unos análisis médicos que revelaron niveles
preocupantes de azúcar en sangre, tomé la decisión de
cambiar radicalmente mi estilo de vida. Al eliminar el
azúcar y adoptar una dieta centrada en ingredientes de
bajo índice glucémico, caminar a diario y nadar en la
piscina o en el mar, no sólo perdí peso, sino que también
recuperé energía y un bienestar notable. Mi primer libro

ya ha inspirado a muchas personas a hacer lo mismo, y
este nuevo volumen es una continuación de este enfoque.

Lo que encontrarás en este libro

- Consejos prácticos: Consejos sobre cómo integrar estas recetas en tu vida diaria y mejorar tu salud sin renunciar al placer de comer bien.

- Guías Nutricionales: Una explicación detallada de qué es el índice glucémico y por qué es crucial para mantener una buena salud.

- Recetas Sabrosas: Recetas fáciles de preparar, desde platos principales hasta postres, que promueven la diversidad y el sabor sin dejar de ser fieles a los principios de una dieta de bajo índice glucémico.

Ig Bas dedica este libro a todos aquellos que buscan un estilo de vida más saludable. Con un enfoque motivador y consejos accesibles, demuestra una vez más que elecciones sencillas de alimentos pueden tener un enorme impacto en nuestro bienestar general.

Sigue a Ig Bas en esta aventura culinaria y descubre cómo un cambio de perspectiva sobre la comida puede transformar tu vida.

Consejos prácticos para incorporar recetas de bajo índice glucémico

1. Planifica tus comidas:
   - Reserva un tiempo cada semana para planificar tus comidas. Esto te permitirá elegir recetas de bajo índice glucémico y hacer una lista de compras en consecuencia, evitando así elecciones impulsivas.

2. Prepárese con anticipación:
   - Cocina en grandes cantidades y congela porciones de tus recetas favoritas. Esto te facilitará los días en los que no tengas tiempo para cocinar.

3. Utilice ingredientes básicos:
   - Dispone de alimentos de bajo índice glucémico en tu cocina, como legumbres, cereales integrales, verduras frescas y frutos secos. Tener estos ingredientes a mano te inspirará a preparar comidas saludables.

4. Edite sus recetas favoritas:

   - Adapta tus recetas clásicas sustituyendo los
ingredientes de alto índice glucémico por alternativas
más saludables. Por ejemplo, utiliza harina de almendras
en lugar de harina blanca u opta por edulcorantes
naturales en lugar de azúcar refinada.

5. Coma conscientemente:

   - Tómate el tiempo para saborear cada bocado de tus
comidas. Esto no sólo te ayudará a disfrutar de los
sabores, sino que también te ayudará a regular mejor tu
apetito.

6. Incorpora verduras en todas tus comidas:

   - Añade verduras a cada plato, ya sean ensaladas, sopas
o platos principales. Tienen un alto contenido de fibra y
nutrientes y tienen un impacto mínimo en el nivel de
azúcar en sangre.

7. Hidrátese adecuadamente:

   - Beber abundante agua a lo largo del día (1,5 litros a 2
litros de agua/día). Reemplaza las bebidas azucaradas
por infusiones sin azúcar o aguas saborizadas para
satisfacer tus antojos de sabor.

8. Preparar refrigerios saludables:

  - Prepara snacks saludables como frutos secos, palitos de verduras con hummus o fruta fresca. Esto puede ayudarle a evitar los refrigerios no saludables.

9. Escuche a su cuerpo:

  - Aprenda a reconocer las señales de hambre y saciedad. Come cuando tengas hambre y para cuando estés lleno.

10. Comparte tus comidas:

  - Invita a tus familiares o amigos a compartir una comida preparada con recetas de bajo índice glucémico. ¡Esto hará que la experiencia gastronómica sea aún más placentera!

Al integrar estos prácticos consejos en su vida diaria, podrá adoptar fácilmente una dieta de bajo índice glucémico sin sacrificar el placer de comer bien. ¡Cuidar tu salud puede ser una experiencia deliciosa y gratificante!

¿Qué es el índice glucémico y por qué es crucial para la salud?

¿Qué es el índice glucémico?
El índice glucémico (IG) es una medida que clasifica los alimentos según su impacto en los niveles de glucosa (azúcar) en sangre después de su consumo. Los alimentos con un índice glucémico alto (como el pan blanco, los dulces y los alimentos procesados) provocan un aumento rápido del azúcar en sangre, mientras que aquellos con un índice glucémico bajo (como las verduras, las legumbres y los cereales integrales) provocan un aumento más rápido y lento. nivel de azúcar en sangre más estable.

Así es como se clasifica generalmente el IG:
- IG bajo: 0 a 55
- IG moderado: 56 a 69
- IG alto: 70 y más

¿Por qué el índice glucémico es crucial para la salud?

1. Control del azúcar en sangre:
   - Los alimentos con un índice glucémico bajo ayudan a estabilizar los niveles de glucosa en sangre, reduciendo el riesgo de picos y caídas repentinas de azúcar en sangre. Esto es especialmente importante para las personas que tienen diabetes o buscan prevenir esta enfermedad.

2. Control de peso:
   - Los alimentos con IG bajo generalmente tienen un mayor contenido de fibra y nutrientes, lo que promueve la saciedad. Esto puede ayudar a reducir los antojos y los refrigerios, facilitando el control del peso a largo plazo.

3. Energía Sostenible:
   - Consumir alimentos con un índice glucémico bajo ayuda a mantener un nivel de energía constante durante todo el día. Esto evita la fatiga relacionada con las fluctuaciones de azúcar en sangre causadas a menudo por alimentos con IG alto.

4. Prevención de Enfermedades Crónicas:

- Una dieta rica en alimentos con un índice glucémico bajo se asocia con un riesgo reducido de desarrollar enfermedades crónicas, como enfermedades cardíacas, obesidad y ciertos tipos de cáncer. Esto se debe a una mejor salud metabólica general y a una reducción de la inflamación en el cuerpo.

5. Mejor calidad de los alimentos:

- A menudo, los alimentos con IG bajo, como frutas, verduras, nueces y cereales integrales, están menos procesados y contienen más nutrientes esenciales. Al integrar estos alimentos en tu dieta, promueven un equilibrio nutricional óptimo.

Consejos nutricionales para incorporar el índice glucémico bajo en su dieta:

- Elija cereales integrales: opte por cereales integrales y pastas en lugar de productos refinados.
- Consume Legumbres: Incluye lentejas, judías y garbanzos en tus platos para aumentar el contenido de proteínas y fibra.
- Favorezca las frutas y verduras: prefiera las frutas enteras en lugar de los jugos y elija una variedad de verduras frescas en cada comida.
- Limite los azúcares añadidos: evite los alimentos procesados con alto contenido de azúcares añadidos y aprenda a leer las etiquetas de los alimentos.
- Equilibra tus comidas: combina carbohidratos de IG bajo con proteínas magras y grasas saludables para lograr una saciedad prolongada.

Al prestar más atención al índice glucémico de sus alimentos, puede tomar decisiones dietéticas más informadas, mejorar su salud general y experimentar una dieta más sabrosa y satisfactoria.

A continuación se ofrecen algunos consejos y trucos que le ayudarán a reducir el índice glucémico de sus comidas y controlar mejor su nivel de azúcar en sangre:

Consejos y trucos para reducir el índice glucémico

1. Prefiera alimentos integrales:
   - Elija alimentos no procesados, como verduras, frutas enteras, cereales integrales y proteínas nombradas. Evite los alimentos refinados y procesados que a menudo contienen azúcares añadidos.

2. Opte por cereales integrales:
   - Sustituir el pan blanco, el arroz blanco y las pastas refinadas por sus versiones integrales (pan integral, arroz integral, pasta integral). Estos alimentos tienen un índice glucémico más bajo y también son más ricos en fibra.

3. Incluya proteínas y grasas saludables:

- Añade fuentes de proteínas (como carnes magras, pescado, huevos, legumbres) y grasas saludables (como aguacate, nueces, aceite de oliva) a tus comidas. Esto ralentiza la digestión y absorción de carbohidratos, reduciendo los picos de azúcar en sangre.

4. Consuma alimentos ricos en fibra:

- Aumenta tu consumo de fibra incluyendo verduras, frutas, semillas y legumbres en tu dieta. La fibra ayuda a retardar la absorción de carbohidratos y estabilizar los niveles de azúcar en sangre.

5. No te saltes las comidas:

- Coma regularmente durante el día para evitar caídas de azúcar en sangre que pueden provocar antojos de azúcar. Las comidas equilibradas y los refrigerios saludables mantienen estables sus niveles de energía.

6. Utilice edulcorantes naturales:

-Si necesitas un poco de dulzor, opta por edulcorantes naturales como stevia o jarabe de arce en pequeñas cantidades, en lugar de azúcar refinada.

7. Elija métodos de cocción:

- Prepare sus alimentos al vapor, al horno, al espetón o
a la plancha, en lugar de freírlos. Estos métodos ayudan
a conservar los nutrientes y evitar grasas añadidas que
pueden influir negativamente en el nivel de azúcar en
sangre.

8. Evite comer a toda velocidad:

- Tómate el tiempo para comer y saborear cada
bocado. Esto ayuda a regular mejor el apetito y evitar
consumir demasiados carbohidratos en poco tiempo.

9. Céntrese en las verduras crudas:

- Comer verduras crudas o ligeramente cocidas (como
al vapor) puede ayudar a reducir el índice glucémico de
los alimentos que consume. La cocción prolongada
puede aumentar el IG de ciertos alimentos.

10. Preste atención a las porciones:

- Limite el tamaño de sus porciones, especialmente los
alimentos con un índice glucémico más alto. Incluso los
alimentos saludables pueden afectar el nivel de azúcar en
sangre si se consumen en exceso.

11. Hidrátate:

- Bebe mucha agua y evita las bebidas azucaradas. La hidratación ayuda a mantener un metabolismo saludable y regular los antojos de azúcar.

12. Agregue especias:

- Ciertas especias como la canela, la cúrcuma y el jengibre pueden ayudar a regular los niveles de azúcar en sangre. Incorporarlos a tus platos para agregar sabor y beneficios adicionales.

Al implementar estos consejos y trucos, puede cambiar su dieta para favorecer opciones saludables y de bajo índice glucémico, lo que ayudará a estabilizar su nivel de azúcar en sangre y mejorar su bienestar general.

Aquí hay una lista de fuentes de proteínas saludables que puede incorporar a su dieta para ayudar a estabilizar su nivel de azúcar en sangre y mejorar su salud:

Fuentes de proteínas para consumir

1. Carnes magras:
   - Pollo (pechuga, muslo sin piel)
   - En religión
   - Carne de res magra (como filete o lomo)
   - Cerdo (filet mignon)

2. Pescados y Mariscos:
   - Salmón (rico en omega-3)
   - Trucha
   - Sardinas
   - Caballa
   - Camarón

3. Huevos:
   - Huevos enteros o claras, excelente fuente de proteínas de alta calidad.

4. Legumbres:
   - Lentes
   - garbanzos
   - frijoles negros
   - frijoles rojos
   - Frijoles (como los frijoles blancos o los frijoles
silvestres)

5. Productos lácteos:
   - Yogur griego (preferiblemente sin azúcar añadido)
   - Requesón
   - Leche (o leche vegetal enriquecida con proteínas)

6. Nueces y semillas:
   - Almendras
   - Anacardos
   - Tuerca
   - Semillas de chía
   - Semillas de lino
   - Semillas de girasol

7. Sustitutos de la carne:
   - Tofu (rico en proteínas y versátil)
   - Tempeh (fuente de soja fermentada con mejor
digestibilidad)
   - Seitán (elaborado a partir de gluten de trigo, rico en
proteínas)

8. Cereales integrales:
   - Quinua (considerada un grano integral y buena fuente
de proteínas)
   - Avena (especialmente avena integral)

Consejos para incorporar más proteínas a su dieta:

- Añade legumbres a tus ensaladas y sopas.
- Preparar tortillas con verduras y especias para el
desayuno.
- Elige snacks a base de yogur griego con frutas y frutos
secos.
- Opta por pescado al menos dos veces por semana.
- Explore platos a base de tofu o tempeh (producto
alimenticio elaborado a partir de soja fermentada, es una
rica fuente de proteínas, conocida por sus múltiples

beneficios nutricionales) marinando y asando a la
parrilla.

Al incorporar estas fuentes de proteínas en su dieta, no
solo promueve un mejor control del azúcar en sangre,
sino que también proporciona a su cuerpo los nutrientes
necesarios para una salud óptima.

A continuación se ofrecen algunas ideas de entrantes sabrosos adaptados a un índice glucémico bajo (IG bajo)

Aquí tienes una receta de ensalada de quinoa y verduras con proporciones precisas para cada ingrediente:

Ensalada de quinoa y verduras

Ingredientes para 4 personas:

- 200 g de quinoa cruda o bulgur (unos 600 g cocidos)
- 1 pimiento rojo, cortado en cubitos
- 1 pimiento amarillo, cortado en cubitos
- 1 pimiento verde, cortado en cubitos
- 1 pepino, cortado en cubitos
- 200 g de tomates cherry cortados por la mitad
- 1 aguacate cortado en cubitos (opcional)

- 3 cucharadas de jugo de limón (aproximadamente 1 a 2 limones)
- 4 cucharadas de aceite de oliva
- Sal y pimienta al gusto
- 1/2 taza de hierbas frescas (perejil o cilantro), picadas

Preparación :

1. Cocinar la quinua:
   - Enjuague la quinoa con agua fría para quitarle su amargor.
   - En un cazo poner a hervir 600 ml de agua (o 2 partes de agua por 1 parte de quinoa).
   - Añade la quinoa y una pizca de sal. Reduzca el fuego a medio-bajo, tape y cocine a fuego lento durante unos 15 minutos, o hasta que se absorba el agua y la quinua esté tierna.
   - Retirar del fuego, dejar reposar 5 minutos y luego esponjar con un tenedor.

2. Preparación de verduras:
   - Mientras se cocina la quinoa, prepara los pimientos, el pepino, los tomates cherry y el aguacate (opcional). Ponlos en un bol grande.

3. Armar la ensalada:
   - Añade la quinoa cocida y enfriada a las verduras del bol.
   - Rociar con jugo de limón y aceite de oliva. Sazone con sal
y pimienta.
   - Añade las hierbas frescas picadas y mezcla suavemente
para combinar bien todos los ingredientes.

4. Servir :
   - Refrigere la ensalada durante unos 30 minutos antes de
servir para permitir que los sabores se mezclen, o sírvala
inmediatamente.

 Sugerencias:
- Puedes agregar otros ingredientes según tu gusto, como
aceitunas, rábanos, nueces o semillas para que queden más
crujientes.
- Esta ensalada es perfecta para una comida ligera, como
guarnición o para un picnic.

¡Disfruta de tu ensalada de quinoa y verduras!

Ensalada de bulgur con verduras

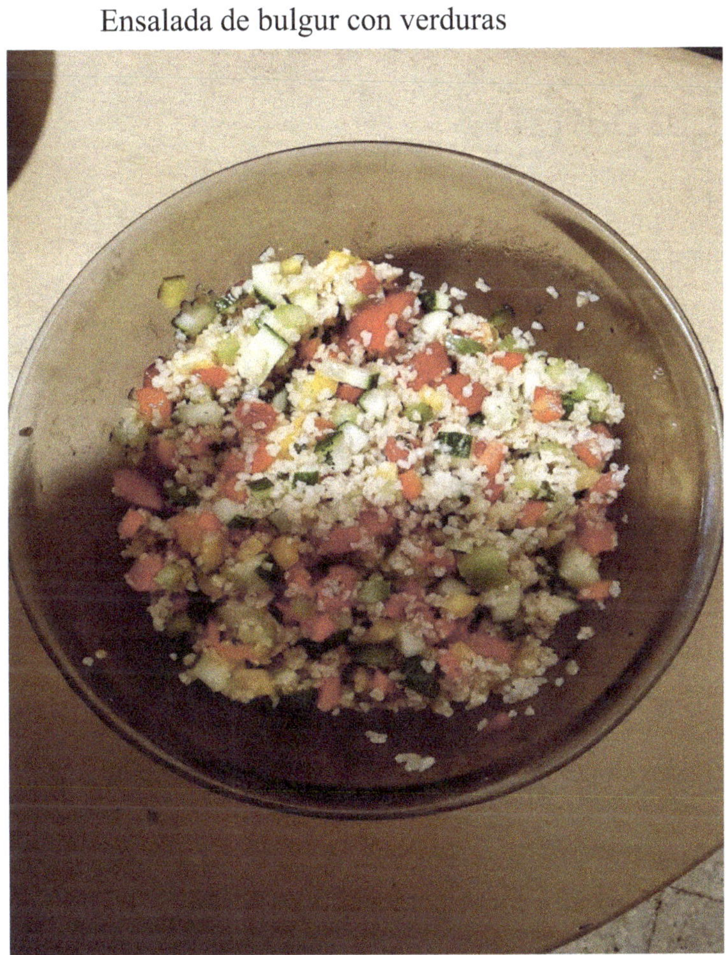

Bolitas de quinoa y garbanzos

¡Asombroso ! ¡Esta receta de quinua y garbanzos es mejor que la carne! ¡Receta de garbanzos rica en proteínas! [Vegano]

Ingredientes :
240 g de garbanzos enlatados
90 g (1/2 taza) de quinoa enjuagada
60 g de nueces picadas
1 cebolla
2 dientes de ajo
2 mitades de pimiento 1 rojo y 1 amarillo o 1 entero de tu elección

Instrucciones:
1ª Cocción de Quinua:
Enjuague bien la quinoa y colóquela en una cacerola con agua (relación agua/quinoa 2:1).

Cocine durante unos 15 minutos hasta que esté completamente cocido y burbujeante. Escurrir el exceso de agua y reservar.

2º Preparar los garbanzos:
Escurre los garbanzos y triturarlos con un tenedor en un bol grande. También puedes utilizar un procesador de alimentos para obtener una textura más suave.

3º Dorar la cebolla y el ajo:
En una sartén ligeramente engrasada, sofríe la cebolla cortada en rodajas a fuego medio hasta que esté suave (unos 3-4 minutos).
Agregue el ajo picado y las semillas de comino y cocine por un minuto más hasta que estén fragantes.

4. Mezclar los ingredientes:
Al bol con el puré de garbanzos, agrega la quinoa cocida, la cebolla y el ajo salteados, las nueces molidas, el pan rallado (o miga de garbanzos) y la levadura nutricional (si la usas).

Sazone con pimientos dulces, hierbas secas, hojuelas de chile coreano (opcional) y sal al gusto.

Mezclar todo bien hasta que todos los ingredientes estén bien combinados.

5. Formar las bolitas:
Precalienta el horno a 350°F (180°C).

Engrase ligeramente o forre una bandeja para hornear con papel pergamino.
Con las manos, forme bolitas de 30 g de la mezcla y colócalas en la bandeja para hornear preparada.
Rocíe o cepille ligeramente las bolas con aceite para ayudarlas a quedar crujientes en el horno.

6. Cocinar:
Hornea por 15 minutos o hasta que las bolitas estén doradas y ligeramente crujientes por fuera.

Sugerencias de presentación:
Con salsa: Servir con yogur sin lácteos, nata o salsa de tomate picante.

Con ensalada: Sirva con una ensalada verde fresca para una comida completa y nutritiva.

Merienda o aperitivo: Disfrútalo como snack rico en proteínas o como aperitivo con salsa.

albóndigas de quinoa/bulgur, garbanzos, pimientos

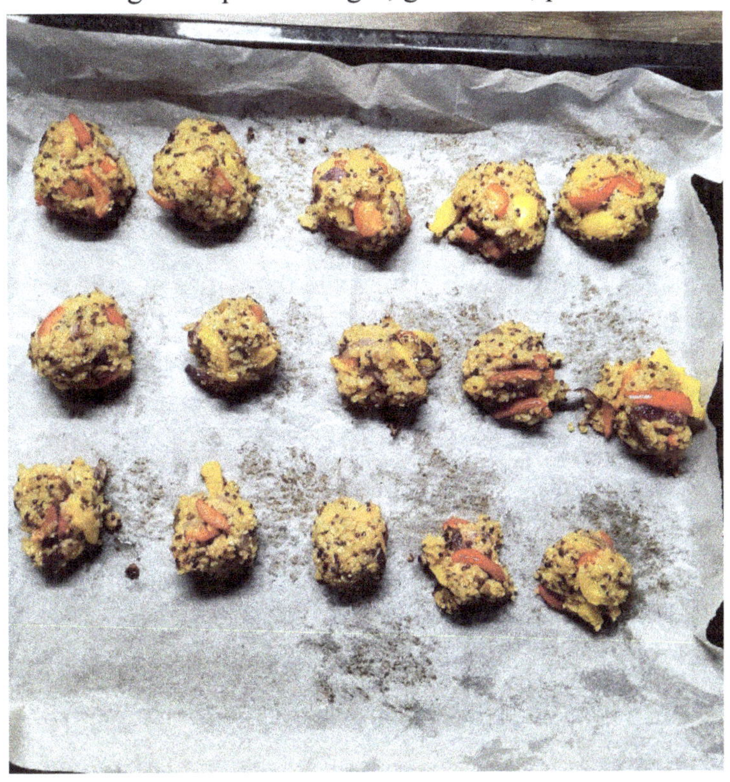

Consejos de cocina:

Quinua: Asegúrate de que la quinua esté bien escurrida
para evitar exceso de humedad en la mezcla.

Textura: Para obtener una mezcla más suave, use un
procesador de alimentos para moler los garbanzos y
licuar los ingredientes.

Condimento: Ajuste el condimento al gusto; agregue
hojuelas de chile adicionales para darle más picante o
aumente las hierbas secas para darle más sabor.

Beneficios nutricionales:
Alto en proteínas: Los garbanzos, la quinua y las nueces
son una excelente fuente de proteínas de origen vegetal.

Rico en fibra: promueve una digestión saludable y te
mantiene lleno por más tiempo.
Vitaminas B: La levadura nutricional proporciona un
sabor a queso al tiempo que agrega valiosas vitaminas B.

Información dietética:

Sin gluten: Utiliza migas de garbanzos o pan rallado sin
gluten.

Sin lácteos y vegana: esta receta es naturalmente libre de
lácteos y 100% vegetal.

Almacenamiento:

Refrigere: guarde las sobras en un recipiente hermético
en el refrigerador hasta por 3 días.
Recalentar: Calentarlos en el horno a 180°C (350°F)
durante 10 a 12 minutos para mantener su textura
crujiente.

Por qué te encantará esta receta:

Fácil de preparar: Con sencillos pasos e ingredientes es
muy fácil de preparar.

Nutritiva y saciante: una alternativa saludable y rica en
proteínas a las tradicionales albóndigas.

Versátil: Sírvele de diferentes maneras para
diferentes comidas.

Conclusión:

Estas bolas de garbanzos asados y quinua son una
adición deliciosa y nutritiva a tu rotación de comidas.
Ya sea que estés buscando un plato principal saludable o
un refrigerio saludable, estas porciones ricas en proteínas
te satisfarán. ¡Pruébalos con tu salsa favorita y disfruta
de una explosión de sabor y nutrición!
Fuente de proteínas.

Aquí tienes una receta sencilla y deliciosa de salsa de yogur, ya sea salada o dulce. Esta salsa es ligera y llena de sabor, perfecta para acompañar tus panqueques.

Salsa De Yogur

Ingredientes :
- 250 g de yogur natural (natural, griego o vegetal)
- 1 cucharada de jugo de limón
- 1 diente de ajo, picado o prensado (opcional)
- 1 cucharadita de comino en polvo o pimentón (ajusta según tu preferencia)
- 1 cucharada de aceite de oliva
- Sal y pimienta al gusto
- Hierbas frescas (como menta, perejil o cilantro), finamente picadas (opcional)

Instrucciones :

1. Mezclar los ingredientes:
   - En un bol añadir el yogur natural, el zumo de limón,
el ajo picado, el comino (o pimentón) y el aceite de
oliva.
   - Mezclar bien hasta obtener una consistencia
homogénea.
2. Temporada:
   - Agrega sal y pimienta al gusto. Si lo desea, agregue
también hierbas frescas picadas para obtener un sabor
más fresco.

3. Refrigere:
   - Deje reposar la salsa en el frigorífico durante unos 15
a 30 minutos antes de servir. Esto permitirá que los
sabores se mezclen.

4. Servir :
   - Sirve la salsa de yogur con tus igs bajos calientes.
También se puede utilizar como salsa para otros platos.

Variantes:

- Especias: Puedes experimentar con otras especias como curry, tomillo o eneldo.

- Complementos: Para obtener una salsa más suave, agregue un poco de queso crema o queso feta desmenuzado.

Esta salsa de yogur no sólo es fácil de hacer, sino que también le da un toque refrescante y sabroso a tus hamburguesas.

¡Disfruta tu comida!

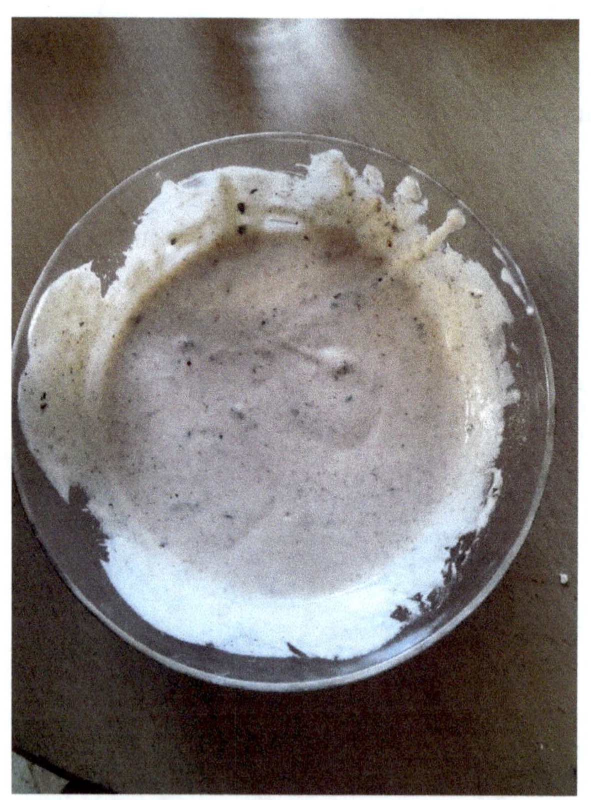

La salsa de yogur es un gran acompañamiento, pero es importante almacenarla adecuadamente para mantener su frescura y seguridad alimentaria. A continuación se ofrecen algunos consejos para la conservación:

Almacenamiento de salsa de yogur

1. Refrigeración
   - Duración: La salsa de yogur generalmente se conserva en el frigorífico de 3 a 5 días.
   - Envase: Coloca la salsa en un recipiente hermético para evitar absorber olores de otros alimentos en el frigorífico. Lo ideal es un tarro de cristal o un recipiente de plástico cerrado.

2. Congelación (opcional)
   - Si quieres conservar la salsa por más tiempo, puedes congelarla. Sin embargo, la textura puede cambiar ligeramente después de descongelarla.
   - Duración: En el congelador la salsa se puede conservar hasta 2 meses.

   - Embalaje:
Utilice un recipiente hermético o bolsas para congelar. Deje algo de espacio para que el yogur se expanda a medida que se congela.

3. Descongelar

-Para utilizar salsa congelada, descongelada en el frigorífico durante unas horas o toda la noche. Evite descongelar a temperatura ambiente para reducir el riesgo de crecimiento de bacterias.

4. Signos de caducidad

- Antes de consumir la salsa de yogur, compruebe si hay signos de deterioro, como olor desagradable, textura inusual o presencia de moho. Si tienes dudas lo mejor es no consumirlo.

Consejos adicionales
- Evitar la contaminación: utilizar siempre utensilios limpios para servir la salsa para evitar contaminar el resto de la mezcla.
- Especias y hierbas: Si estás añadiendo hierbas frescas o ingredientes que pueden estropearse rápidamente, lo mejor es añadirlos justo antes de servir la salsa.

Siguiendo estas recomendaciones podrás disfrutar de tu salsa de yogur garantizando su frescura y seguridad.

A continuación se ofrecen algunas ideas de platos de bajo índice glucémico (IG bajo con y sin carne o pescado):

Pollo Al Curry Y Verduras

- Ingredientes :
  - 500 g de pechuga o muslos de pollo cortados en trozos
  - 1 cebolla picada
  - 2 zanahorias, cortadas en rodajas
  - 1 calabacín cortado en cubitos
  - 400 ml de leche de coco
  - 2 cucharadas de pasta de curry (o al gusto)
  - aceite de oliva
  - Sal y pimienta

- instrucción :
  1. En una sartén calentar el aceite de oliva y sofreír la cebolla hasta que esté transparente.
  2. Agrega el pollo y cocina hasta que esté dorado.

3. Añade las verduras, la pasta de curry y luego la leche de coco. Deje cocinar a fuego lento durante 20 minutos. Servir caliente.

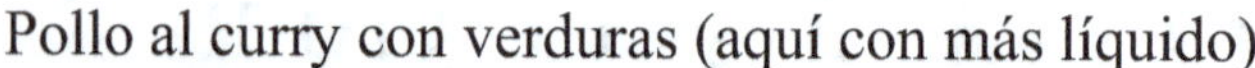

Pollo al curry con verduras (aquí con más líquido)

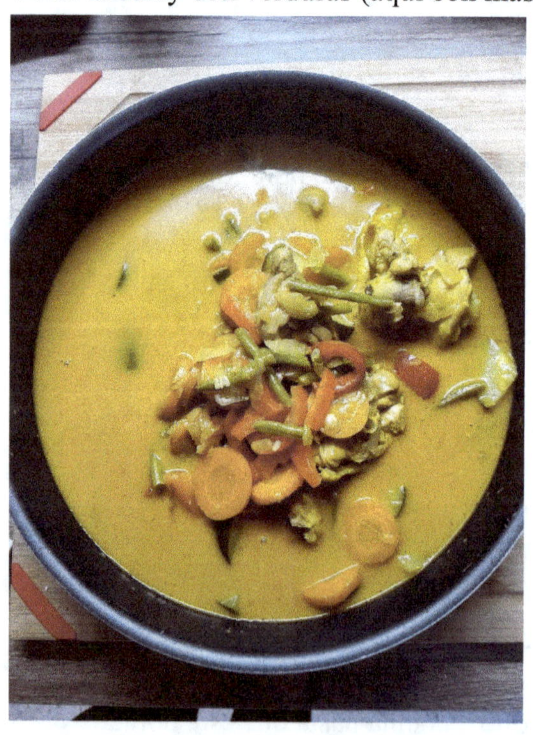

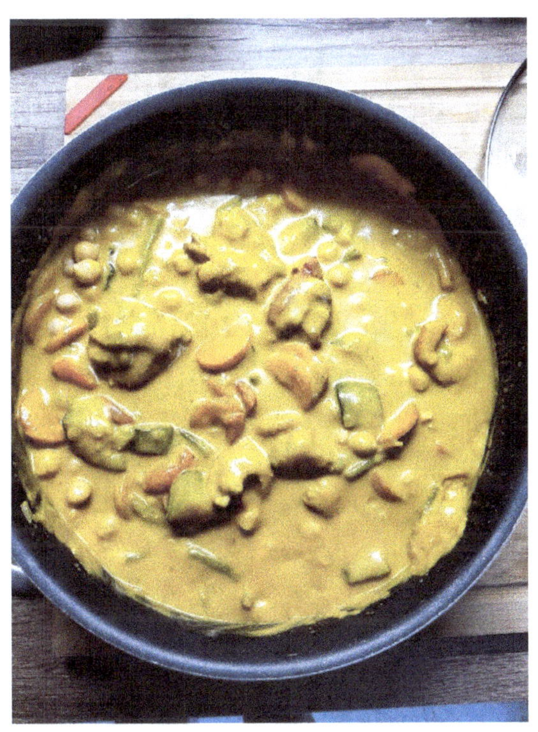

misma receta con garbanzos

Aquí tienes una deliciosa receta de berenjenas rellenas de bajo índice glucémico. Esta receta utiliza ingredientes saludables y sabrosos para crear un plato abundante y nutritivo.

Berenjenas Rellenas

Ingredientes para 4 personas
- 2 berenjenas grandes
- 200 g de carne molida magra (ternera, pollo o pavo) o proteínas vegetales como tofu desmenuzado
- 1 cebolla mediana, picada
- 2 dientes de ajo picados
- 1 pimiento verde rojo, cortado en cubitos
- 200 g de tomates triturados (enlatados o frescos)
- 1 cucharadita de hierbas provenzales (u otras hierbas como tomillo o albahaca)
- 50 g de queso rallado (opcional, para decorar)
- Sal y pimienta al gusto
- 2 cucharadas de aceite de oliva

- Opcional: 1 calabacín rallado u otra verdura de tu
elección
- Perejil fresco para decorar

Instrucciones :

1. Precalentar el horno:
   - Precalienta tu horno a 180°C (350°F).

2. Preparación de berenjenas:
   - Lavar las berenjenas y cortarlas por la mitad a lo
largo. Con una cuchara, retire con cuidado la pulpa para
crear botes. Reserva la pulpa de la berenjena en un bol.

3. Cocinar el relleno:
   - En una sartén grande, calienta el aceite de oliva a
fuego medio. Agrega la cebolla picada y el ajo picado.
Freír hasta que esté transparente.
   - Añade la carne molida (o tofu) y cocina hasta que
esté dorada y bien cocida. Si está usando vegetales
adicionales como calabacín, agréguelos en este momento
para cocinar.
   - Incorporar la pulpa de berenjena reservada, el
pimiento cortado en cubitos y los tomates triturados.

Agrega las hierbas provenzales, la sal y la pimienta.
Cocine a fuego lento durante unos 5 a 10 minutos, hasta
que esté bien mezclado y la carne esté cocida.

4. Rellenar las berenjenas:
  - Rellenar cada mitad de berenjena con la mezcla de
relleno, empacando ligeramente.

5. Hornear:
  - Colocar las berenjenas rellenas en una fuente para
horno. Si lo desea, espolvoree queso rallado encima.
Agrega un poco de agua al fondo del plato para ayudar a
mantener las berenjenas húmedas mientras se cocinan.
  - Hornear durante unos 25 a 30 minutos, o hasta que
las berenjenas estén tiernas y la parte superior
ligeramente dorada.

6. Adorne:
  - Antes de servir, espolvorear con perejil fresco picado
para darle color y frescura.

Sugerencias:
- Variaciones: Puedes sustituir la carne por legumbres
(como lentejas) por una versión vegetariana.

- Acompañamiento: Servir con ensalada verde o quinoa para completar la comida.

Estas berenjenas rellenas no sólo son deliciosas, sino también saludables y saciantes. ¡Disfruta de este plato sabroso y nutritivo!

berenjena rellena

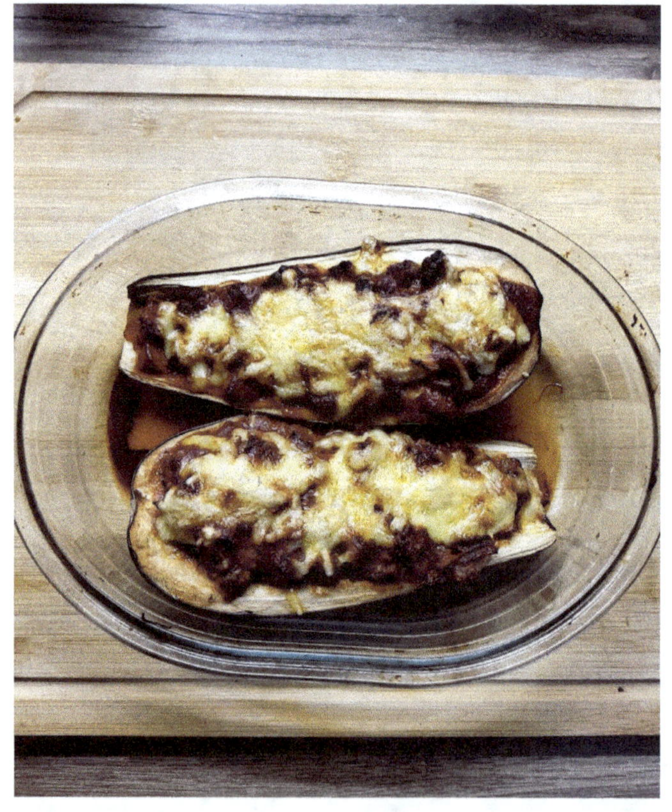

Bolas de pescado especiadas

- Ingredientes: 2 personas aproximadamente
 - 300 g de filete de pescado blanco (bacalao, abadejo, etc.)
 - 1 huevo
 - 1 cucharada de harina de almendras o coco
 - 1 cucharadita de comino en polvo
 - 1 cucharadita de pimentón
 - Sal y pimienta
 - Aceite de oliva para cocinar

- Instrucción:

1. Mezclar el pescado con el huevo, la harina, las especias, la sal y la pimienta hasta obtener una pasta homogénea.

2. Formar bolitas y cocinarlas en una sartén con un poco de aceite de oliva hasta que estén doradas por ambos lados. Servir con salsa de yogur y verduras.

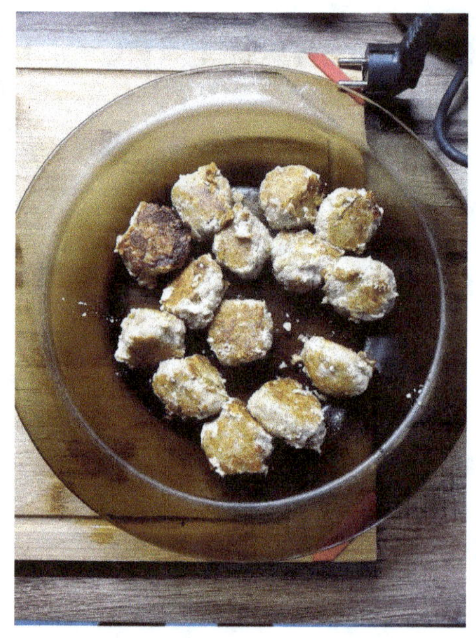

bolas de pescado con avena

Si está buscando reemplazar la harina de almendras en bolas de pescado con especias, existen varias opciones que pueden mantener la textura y el sabor. Aquí hay algunas alternativas:

1. **harina de coco**
- Descripción: La harina de coco es una excelente alternativa, especialmente para recetas con IG bajo. Tiene un alto contenido de fibra y proteínas, pero la absorción de líquidos es mayor, así que use un poco menos de harina de almendras.
- Uso: Comenzar con 1/4 de la cantidad requerida de harina de almendras y aumentar si es necesario.

2. **Harina de garbanzos**
- Descripción: La harina de garbanzos es rica en proteínas y fibra, con un sabor ligeramente a nuez, que combina bien con las bolitas de pescado.
- Uso: Sustituir la harina de almendras por la misma cantidad de harina de garbanzos.

3. **Avena**

- Descripción: La avena tiene un IG moderado, pero es bastante nutritiva y puede usarse para unir ingredientes en bolas de pescado.
- Uso: Utilizar la misma cantidad que harina de almendras. Asegúrate de que no contenga gluten si es necesario.

4. **Sémola Integral (o Harina Integral)**

- Descripción: Si el gluten no es un problema, la sémola integral es una buena opción para darle una consistencia agradable a las albóndigas.
- Uso: Reemplazar por la misma cantidad que la harina de almendras.

5. **harina de trigo sarraceno**

- Descripción: Rica en proteínas y sin gluten, la harina de trigo sarraceno tiene un sabor ligeramente terroso, que puede añadir un toque interesante a tus albóndigas.
- Uso: Utilizar la misma cantidad que harina de almendras.

6. **Panko o pan rallado integral**

- Descripción: Si buscas una textura crujiente, el panko o el pan rallado integral pueden funcionar, aunque no son específicamente de IG bajo.

- Uso: Sustituir la harina de almendras por una cantidad equivalente.

Otra receta básica de bolas de pescado con especias

Ingredientes: aproximadamente 4 personas
- 500 g de pescado (como bacalao o salmón) desmenuzado
- 1/2 taza de harina de almendras o alternativa
- 1 huevo
- 1 cucharada de perejil fresco picado
- 1 cucharadita de comino en polvo
- 1 cucharadita de pimentón
- 1 diente de ajo picado
- Sal y pimienta al gusto
- Aceite de oliva para cocinar

Instrucciones :
1. En un tazón grande, combine el pescado desmenuzado, la harina (de su elección), el huevo, las hierbas, las especias, el ajo, la sal y la pimienta.
2. Forma bolitas con la mezcla, rodando entre tus manos.
3. En una sartén, calienta un poco de aceite de oliva a fuego medio.

4. Cocine las albóndigas hasta que estén doradas por ambos lados (aproximadamente 4-5 minutos por lado).
5. Servir caliente con salsa de yogur o salsa de tomate.

Estas alternativas te permitirán elaborar deliciosas bolitas de pescado manteniendo una buena textura y un sabor apreciable. ¡Disfruta tu comida!

Salchicha de Toulouse con tu curry de lentejas y zanahoria para hacer una comida completa y sabrosa. Esto agregará una fuente adicional de proteínas y realzará los sabores del plato. Así es como puedes incorporar salchichas a la receta:

Salchicha de Toulouse con Curry de Lentejas y Zanahoria

Ingredientes: 4 personas

- 2 o 3 salchichas de Toulouse cortadas en rodajas
- 200 g de lentejas verdes o marrones (crudas)
- 2 zanahorias, cortadas en rodajas
- 1 batata (opcional), cortada en cubitos
- 1 cebolla picada
- 2 dientes de ajo picados
- 1 trozo de jengibre fresco (de unos 2 cm) rallado

- 400 g de tomates triturados (enlatados o frescos)
- 400 ml de leche de coco (o leche de almendras sin
azúcar para una versión más ligera)
- 2 cucharadas de aceite de oliva o aceite de coco
- 1 cucharada de curry en polvo (o al gusto)
- 1 cucharadita de comino en polvo
- 1 cucharadita de cúrcuma en polvo
- Sal y pimienta al gusto
- Cilantro fresco para decorar (opcional)

Preparación :

1. Cocinar lentejas:
   - Enjuagar las lentejas con agua fría y escurrirlas.

2. Preparación del curry:
   - En una olla o sartén grande, calienta el aceite de oliva
o de coco a fuego medio.
   - Añade la cebolla picada y sofríe durante unos 5
minutos hasta que esté transparente.
   - Incorporar el ajo y el jengibre, luego sofreír de 1 a 2
minutos hasta que suelten sus aromas.

3. Agrega verduras:

   - Añade las zanahorias y el boniato (si lo usas) a la sartén. Cocine durante unos 5 minutos, revolviendo.

4. Incorporación de lentejas y especias:

   - Añade las lentejas, el curry en polvo, el comino, la cúrcuma, la sal y la pimienta. Mezclar bien para cubrir las verduras y las lentejas con las especias.

5. Incorporación de tomates y leche de coco:

   - Vierte los tomates triturados y la leche de coco en la cacerola. Añade también un vaso de agua (unos 200 ml) para diluir la mezcla.
   - Llevar a ebullición, luego reducir el fuego y cocinar a fuego lento tapado durante unos 25-30 minutos, o hasta que las lentejas y las verduras estén tiernas. Remueve de vez en cuando y agrega un poco de agua si la mezcla se vuelve demasiado espesa.

6. Comprobar la sazón:

   - Probar el curry y añadir sal, pimienta o especias al gusto.

1. Cocinar salchichas:

   - En la misma sartén que usas para el curry, calienta un poco de aceite de oliva a fuego medio.

   - Añade las lonchas de salchicha de Toulouse y dorarlas durante unos 5 a 7 minutos hasta que estén bien cocidas. Retirarlas y reservarlas.

2. Incorporación de embutidos:

   - Después de añadir los tomates triturados y la leche de coco, devuelve las salchichas doradas a la sartén. Asegúrate de mezclar bien para que todo quede bien cubierto con la mezcla de curry.

3. Mijotage:

   - Deja que todo hierva a fuego lento como se indica, para que los sabores se mezclen bien y las salchichas se calienten bien.

4. Servicio:

   - Sirva el curry caliente, adornado con cilantro fresco si lo desea.

Sugerencias:

- Si quieres que el plato quede aún más contundente, también puedes añadir verduras como espinacas o coliflor durante las etapas de preparación.
- Este plato va muy bien con quinoa, arroz integral o incluso pan integral, según tus preferencias.

¡Disfruta de este plato nutritivo y reconfortante, que combina el buen sabor de las lentejas y las verduras con la riqueza de la salchicha de Toulouse!

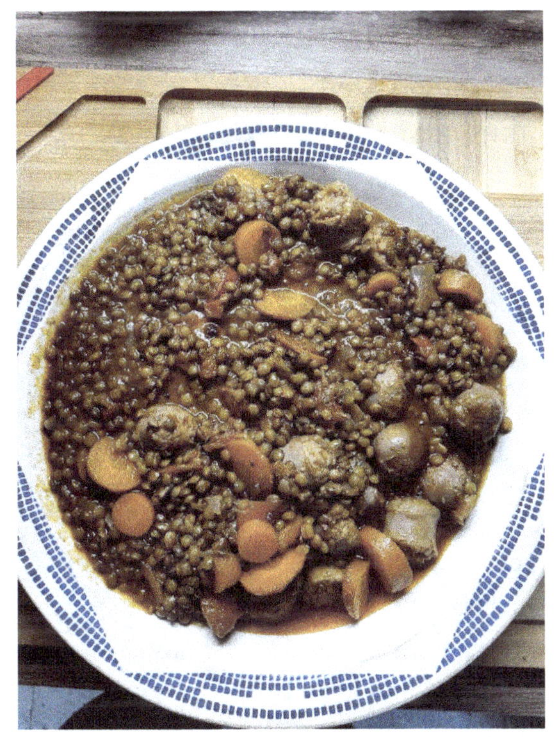

Salchichas de Toulouse con curry de lentejas y
zanahoria

Una receta sabrosa y nutritiva con calabacines, garbanzos, zanahorias, brócoli y especias como curry y comino. Este plato puede servir de 2 a 3 personas.

Verduras al curry y garbanzos

Ingredientes :
- Para la mezcla de verduras:
  - 1 calabacín cortado en cubitos
  - 1 zanahoria, pelada y cortada en rodajas
  - 1 taza de brócoli, cortado en trozos pequeños
  - 1 lata (400 g) de garbanzos escurridos y enjuagados
  - 1 cebolla picada
  - 2 cucharadas de aceite de oliva
  - 2 dientes de ajo picados (opcional)

- Para las especias:
  - 1 cucharadita de curry en polvo
  - 1 cucharadita de comino en polvo
  - 1/2 cucharadita de pimentón (para darle un poco de color)
  - Sal y pimienta, al gusto.
  - 1/2 taza de caldo de verduras o agua (ajustar a la consistencia deseada)

Instrucciones :

1. Preparación de verduras:
   - En una sartén o cacerola grande, calienta el aceite de oliva a fuego medio. Agrega las cebollas y sofríelas hasta que estén traslúcidas.
   - Agrega el ajo (si lo usas) y saltea por un minuto más.

2. Agrega verduras:
   - Añade las zanahorias y mezcla bien. Cocine durante unos 5 minutos.
   - Añade el calabacín y el brócoli y cocina durante 3-4 minutos más, revolviendo de vez en cuando.

3. Incorporación de garbanzos:
  - Añade a la sartén los garbanzos escurridos. Mezclar bien para incorporar las verduras y los garbanzos.

4. Agrega especias:
  - Añade el curry, el comino, el pimentón, la sal y la pimienta. Mezclar bien para cubrir todas las verduras con las especias.
  - Vierte el caldo de verduras o agua para ayudar a cocinar y dar una consistencia ligeramente cremosa. Cocine a fuego lento durante 5 a 10 minutos, hasta que las verduras estén tiernas.

5. Mezcla (opcional):
  - Si prefieres una textura suave, puedes pasar la mezcla a una licuadora y licuar hasta obtener la consistencia deseada. También puedes añadir un poco más de agua o caldo si es necesario.

6. Pruebe y sirva:
  - Probar y rectificar sazón si es necesario. Sirve caliente, acompañado de arroz, quinua o pan pita si lo deseas.

Consejos de conservación:
- Este plato se conserva bien en el frigorífico en un recipiente hermético durante 3 a 4 días.
- También puedes congelarlo para utilizarlo más adelante. Asegúrese de dejar que se enfríe por completo antes de congelarlo.

Variaciones:
- No dudes en añadir otras verduras que tengas a mano, como pimientos, espinacas o champiñones.
- Para una opción picante, agregue un poco de chile o hojuelas de pimiento rojo.

¡Disfruta de este plato reconfortante y nutritivo!

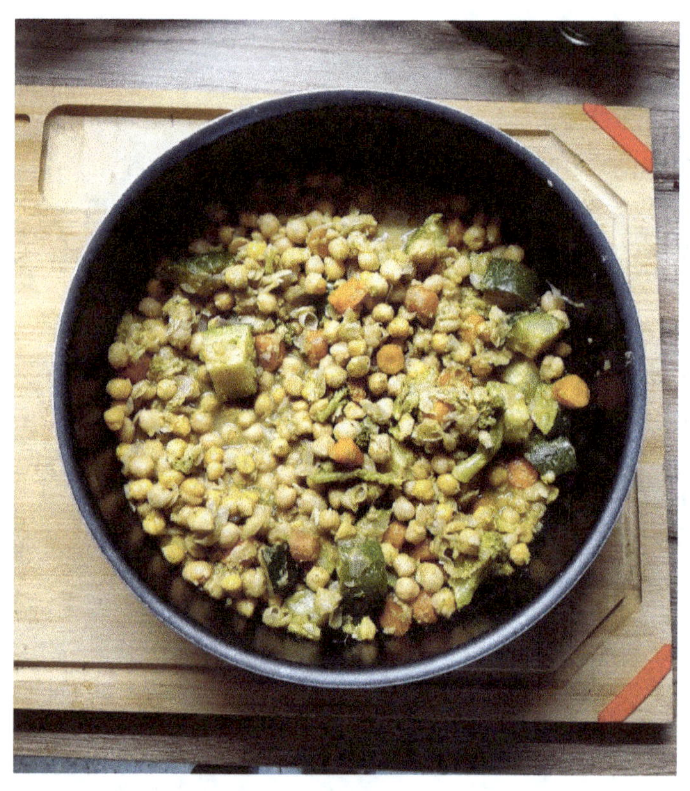

Curry de garbanzos con verduras

Aquí tienes otra receta de endibias con pechuga de pollo gratinada, ideal para una comida sabrosa y de bajo índice glucémico.

Escarola gratinada con Pechuga de Pollo

Ingredientes (para 4 personas):

- 4 endibias
- 400 g de pechuga de pollo (filetes), cortada en cubos
- 150 ml de crème fraîche light (o crema de soja para la versión sin lactosa)
- 100 g de queso rallado desnatado (p. ej. queso de cabra o mozzarella)
- 1 cucharada de aceite de oliva
- 1 diente de ajo picado
- 1 cucharadita de mostaza (opcional)
- Sal y pimienta al gusto
- Nuez moscada (opcional, para el gusto))

- Perejil fresco para decorar (opcional)

Preparación :

1. Preparación de endibias:
   - Precalienta tu horno a 200°C (390°F).
   - Cortar las endibias por la mitad a lo largo y quitarles
el corazón amargo. También puedes blanquearlos en
agua hirviendo con sal durante 5 minutos y luego
escurrirlos. Esto ayuda a reducir el amargor.

2. Cocinar el pollo:
   - En una sartén, calienta el aceite de oliva a fuego
medio. Agrega el ajo picado y sofríe unos minutos hasta
que esté dorado.
   - Agregue el pollo cortado en cubitos y cocine hasta
que esté bien dorado y bien cocido (aproximadamente de
7 a 10 minutos). Sazone con sal, pimienta y nuez
moscada (si la usa).
   - Si lo deseas incorpora la mostaza para darle un toque
de sabor.

3. Preparación de la salsa:
   - En un bol mezclar la crème fraîche con un poco de
sal y pimienta y, posiblemente, un poco de nuez
moscada.

4. Montaje del plato:
   - En una fuente gratinada colocar las endibias planas.
Unte la mezcla de pollo sobre las endibias.
   - Vierte la nata sobre las endibias y el pollo,
procurando que quede todo bien cubierto.
   - Espolvorear el queso rallado por encima.

5. Hornear:
   - Hornee el plato durante unos 20 a 25 minutos, hasta
que la parte superior esté bien dorada y la salsa burbujee.

6. Servicio:
   - Sirva caliente, adornado con perejil fresco si lo desea.
Este plato va bien con una ensalada verde como
acompañamiento.

 Sugerencias:
- También puedes añadir especias como pimentón o
tomillo para variar los sabores.

- Para aumentar el contenido de fibra, puedes servir este gratinado con una guarnición de quinoa o legumbres.

Esta escarola gratinada con pechuga de pollo es deliciosa y acorde con una dieta de bajo índice glucémico.

¡Disfruta tu comida!

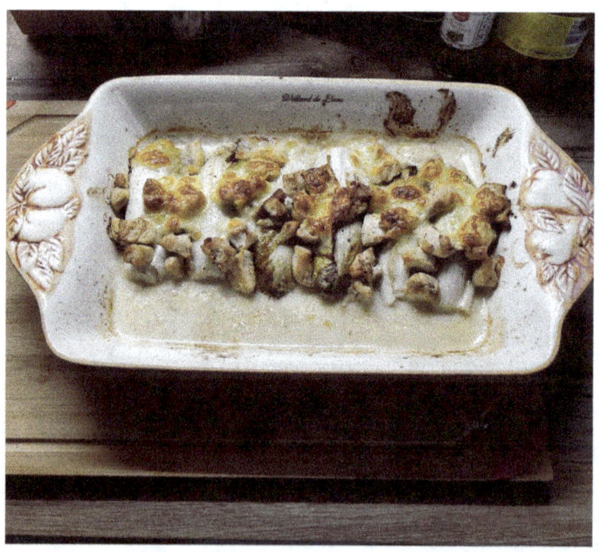

con crema de coco, nuez moscada, mostaza, gratinado con mozzarella

Aquí tienes 1 receta de postre o merienda.

receta a base de agua faba

Aqua Faba es el líquido que queda después de cocinar las legumbres, como los garbanzos. Es un excelente sustituto vegano de las claras de huevo y se puede utilizar en diversas recetas, incluyendo merengues, mousses o mayonesa.

Definición de agua faba:
- Agua faba: Es el líquido espeso y viscoso que se obtiene cociendo legumbres como los garbanzos o utilizando el líquido conservante de una lata de legumbres. Se puede utilizar como sustituto de las claras de huevo en muchas recetas, especialmente para personas que siguen una dieta vegana o tienen alergia al huevo.

Aqua Faba es una alternativa versátil y valiosa en la cocina vegana, que permite crear platos cremosos y ligeros sin productos animales.

Tarta de Limón con Agua faba

Ingredientes :
- 100 g de harina de avena (o harina de IG bajo)
- 120 g de agua faba (aproximadamente 1/2 taza)
- 60 g de sirope de arce o edulcorante de IG bajo
- Zumo y ralladura de un limón (unos 30-40 g de zumo)
- 10 g de levadura en polvo
- Una pizca de sal

Instrucciones :
1. Precalentamiento: Precalienta el horno a 180°C (350°F). Forre un molde para pasteles con papel pergamino o engrase ligeramente.

2. Mezcle los ingredientes secos: En un bol, combine la harina de avena, el polvo para hornear y la sal.

3. Prepara la mezcla húmeda: En otro bol bate el aqua faba con el sirope de arce, el jugo de limón y la ralladura de limón.

4. Combina las mezclas: Incorpora la mezcla húmeda a los ingredientes secos. Mezclar suavemente hasta obtener una pasta homogénea.

5. Hornear: Vierta la masa en el molde preparado y alise la parte superior. Hornee durante 25 a 30 minutos, o hasta que al insertar un palillo en el centro, éste salga limpio.

6. Enfriar y servir: Deje que el pastel se enfríe en el molde durante 10 minutos antes de transferirlo a una rejilla para que se enfríe por completo. Sirva solo o con un glaseado ligero de yogur o compota de frutas.

¡Disfruta tu comida!

Tarta de limón y agua faba

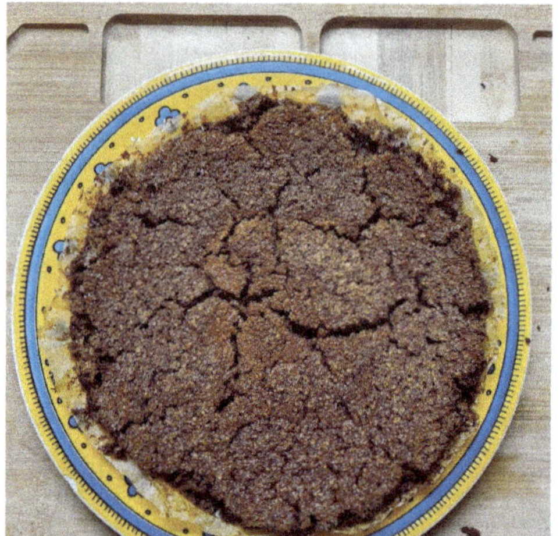

Aquí hay algunas recetas de batidos que son deliciosas y nutritivas. Estos batidos utilizan ingredientes con IG bajo para ayudarlo a mantenerse saludable mientras satisfacen sus antojos.

Batido de chocolate y plátano

Ingredientes :
- 1 taza de leche de almendras u otra leche vegetal sin azúcar
- 1/2 plátano (mejor si no está demasiado maduro para un IG bajo)
- 1 cucharada de cacao en polvo sin azúcar
- 1 cucharada de mantequilla de almendras o nueces
- 1 puñado de espinacas (para nutrientes extra, opcional)
- Helado (opcional)

Instrucciones :

1. Mezclar todos los ingredientes en una licuadora.

2. Licue hasta que quede suave.

3. Ajustar con un poco más de leche de almendras si es necesario.

4. Sirva frío.

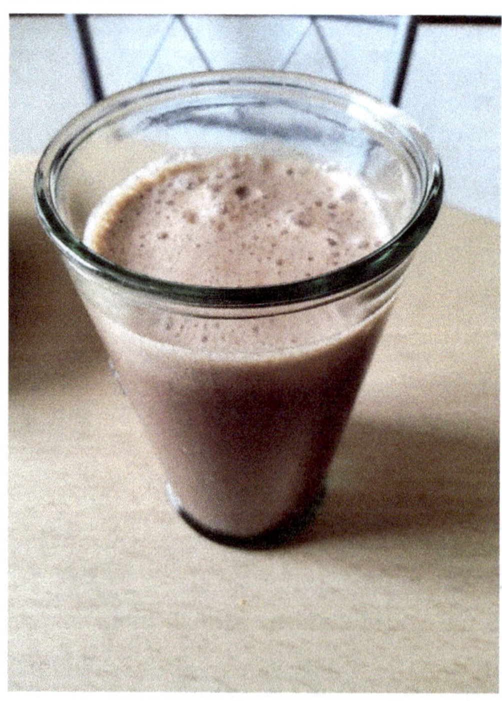

Batido de chocolate/plátano

Batido de pera y canela

Ingredientes :
- 1 pera madura, pelada y cortada en rodajas
- 1 taza de leche de almendras sin azúcar
- 1 cucharadita de canela
- 1 cucharada de semillas de chía
- 1/2 cucharadita de vainilla (opcional)
- Helado (opcional)

Instrucciones :
1. Pon todos los ingredientes en la licuadora.
2. Licue hasta que quede suave y cremoso.
3. Disfrútalo inmediatamente.

Observaciones:

- Siempre puedes ajustar el dulzor de tus batidos según tus gustos y necesidades añadiendo algún edulcorante natural (como un poco de miel, aunque tiene un IG mayor en pequeñas cantidades).
- Los batidos se pueden personalizar un poco dependiendo de lo que tengas en tu cocina, pero ten en

cuenta que debes elegir frutas y verduras con IG bajo
para mantenerte dentro del rango deseado.

¡Buen batido!

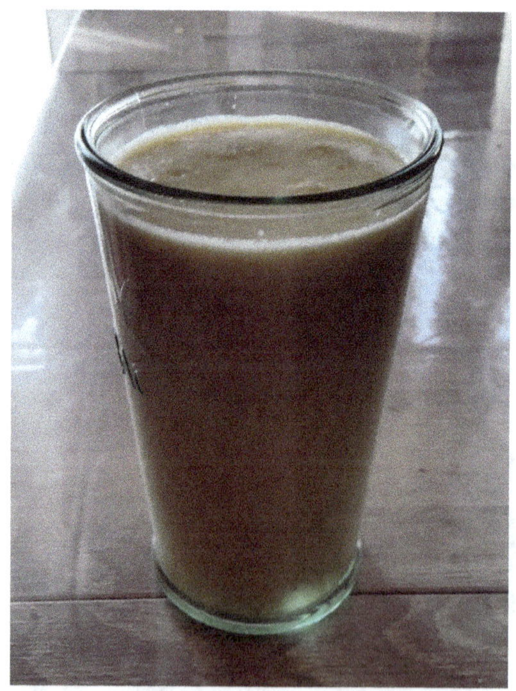

Pera/canel

También es posible hacer compota con madroño, y es una excelente idea para disfrutar de esta deliciosa y menos conocida fruta. Las plantas de madroño tienen un índice glucémico bajo, lo que las hace compatibles con una dieta de índice glucémico bajo (IG bajo). Aquí tienes una receta sencilla de compota de madroño:

Compota de madroño

Ingredientes :
- 500 g de madroños (frutos maduros)
- 1 a 2 cucharadas de sirope de agave o edulcorante de tu elección (ajustar al gusto)
- 1 cucharadita de jugo de limón
- Opcional: una pizca de canela o vainilla para realzar el sabor

Instrucciones :

1. Preparación del madroño:
   - Lavar bien las plantas de madroño para eliminar posibles impurezas. Retire los tallos y los trozos de hojas.

2. Cocinar:
   - En un cazo poner el madroño, el zumo de limón y el sirope de agave. Puedes añadir un poco de agua (unas 2-3 cucharadas) para evitar que se pegue al fondo de la cacerola.
   - Calentar a fuego medio, revolviendo de vez en cuando, hasta que el madroño comience a descomponerse y soltar su jugo (unos 10-15 minutos).

3. Mezcla:
   - Una vez que la fruta esté bien cocida, retira la sartén del fuego. Puedes dejar la compota en trozos si lo deseas o usar una batidora de mano para obtener una textura suave.

4. Ajuste de sabor:
   - Probar la compota y ajustar el nivel de dulzor
añadiendo más sirope de agave si es necesario. Si eliges
incorporar canela o vainilla, agrégalas en este punto.

5. Enfriamiento:
   - Deja enfriar la compota antes de pasarla a un frasco o
recipiente hermético. Se conservará en el frigorífico
varios días.

Sugerencias:
- Uso: Esta compota se puede servir con yogur natural,
sobre tortitas o incluso como aderezo para postres con
IG bajo.
- Variaciones: Puedes agregar otras frutas como
manzanas o peras para variar los sabores.

¡Disfruta de tu compota de madroño, una forma deliciosa
de disfrutar esta fruta manteniendo un índice glucémico
bajo!

Compota de madroño sin filtrar

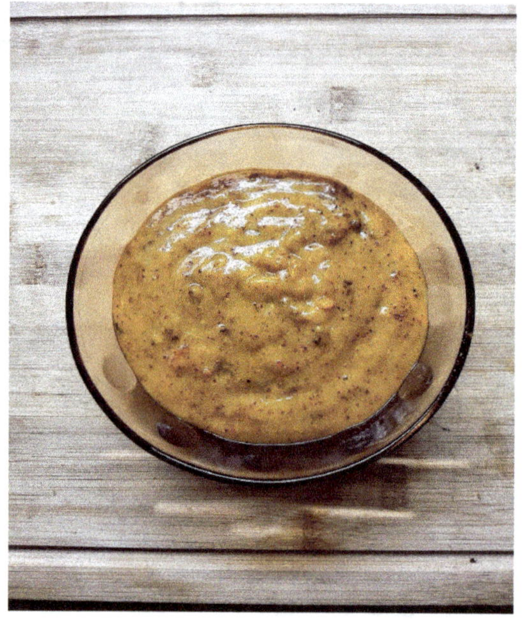

Compota de madroño filtrada

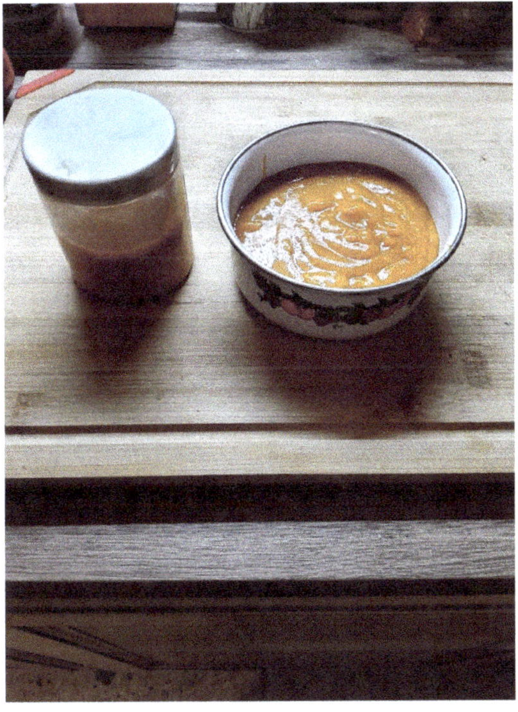

TORTAS Dulces con Avena Okara

Ingredientes :
- 150 g de okara de avena
- 100 gramos de avena
- 2 plátanos maduros, triturados
- 2 huevos
- 50 g de miel o sirope de arce
- 1 cucharadita de canela
- 1/2 cucharadita de bicarbonato de sodio
- Una pizca de sal
- 50 g de nueces o almendras picadas (opcional)

Instrucciones :

1. Prepara la mezcla:
   - En un bol, combine la avena, la avena, el puré de plátanos, los huevos, la miel, la canela, el bicarbonato de sodio y la sal. Agregue nueces si lo desea.
   - Mezclar hasta obtener una consistencia homogénea.

2. Cocinar los panqueques:

- En una sartén caliente y ligeramente engrasada, colocar cucharadas de la mezcla.

- Cocine cada hamburguesa durante unos 3-4 minutos por cada lado hasta que estén doradas.

3. Servir :

- Servir caliente, posiblemente con un poco de yogur o fruta fresca.

Galletas de avena, plátano, compota en lugar de miel,

canela, nuez moscada, pasas

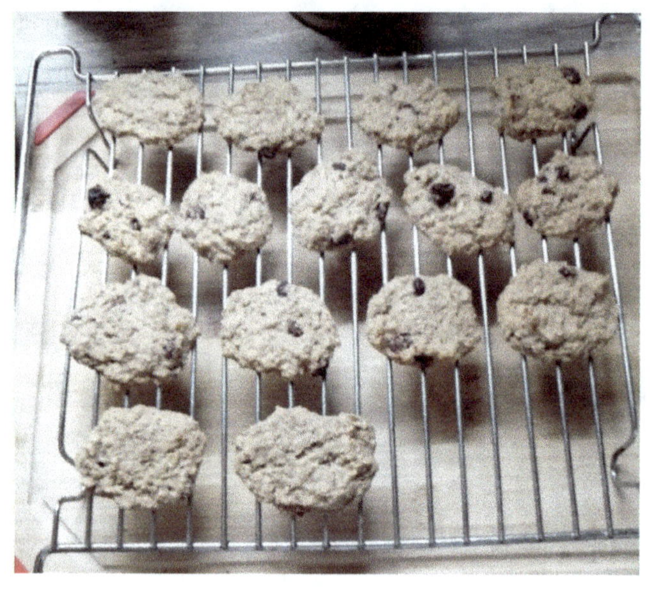

Aquí te dejamos una receta de galletas de avena, harina de avena y puré de manzana, con un toque de coco, que tiene un índice glucémico bajo. ¡Estas galletas son saludables, deliciosas y fáciles de hacer!

Galletas con avena

Ingredientes

- Para galletas:
  - 150 gramos de avena
  - 100 g de harina de avena
  - 100 g de puré de manzana sin azúcar añadido (o puré de plátano para darle un sabor diferente)
  - 50 g de aceite de coco derretido (o aceite de oliva)
  - 50 g de coco rallado sin azúcar

  - 50 g de miel o sirope de agave (ajustar al gusto, o use edulcorante si lo desea)
  - 1 cucharadita de vainilla

- 1/2 cucharadita de bicarbonato de sodio
- 1/2 cucharadita de canela (opcional)
- 1 pizca de sal
- 50 g de chispas de chocolate negro (opcional, elija chispas de IG bajo)

Instrucciones

1. Precalentar el horno:
   - Precalienta el horno a 180°C (termostato 6) y forra una bandeja de horno con papel de horno.

2. Mezclar ingredientes secos:
   - En un tazón grande, combine la avena, la harina de avena, el bicarbonato de sodio, la canela y la sal.

3. Mezclar ingredientes húmedos:
   - En otro bol, mezcla el puré de manzana, el aceite de coco derretido, la miel (o sirope de agave) y el extracto de vainilla.

4. Incorporación de mezclas:
   - Agrega la mezcla húmeda a la mezcla seca y revuelve
hasta que esté bien combinado. Si usa chispas de
chocolate, revolverlas en este punto.

5. Agregando coco:
   - Agrega el coco rallado y vuelve a mezclar hasta que
esté bien incorporado.

6. Forma las galletas:
   - Con una cucharada, deje caer porciones de masa en la
bandeja para hornear, dejando un poco de espacio entre
cada galleta.

7. Cocinar:
   - Hornear durante unos 12 a 15 minutos, o hasta que
los bordes estén ligeramente dorados.

8. Enfriamiento:
   - Deje que las galletas se enfríen en la bandeja para
hornear durante unos minutos, luego transferirlas a una
rejilla para que se enfríen por completo.

¡Disfruta tu comida!

Estas galletas de avena, avena, puré de manzana y coco son perfectas para un snack saludable. ¡Son suaves, nutritivos y deliciosos! ¡Disfrutar!

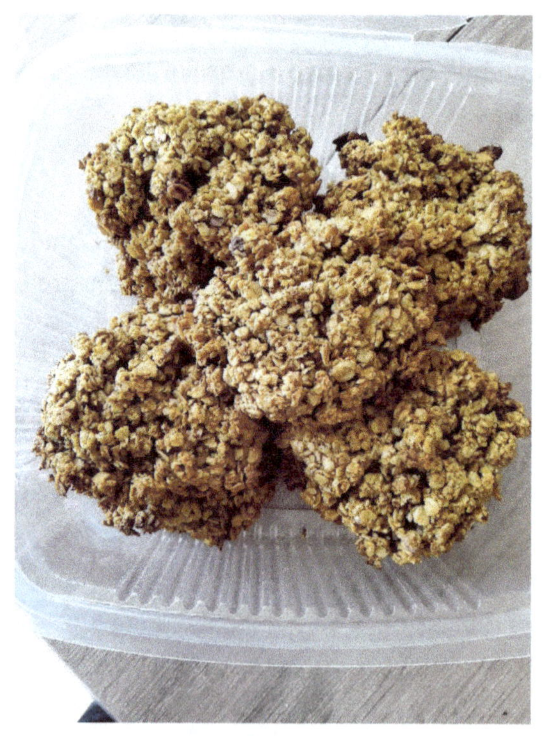

galletas de almendras

Aquí tienes una receta de flan sin repostería y con bajo índice glucémico. Este flan es ligero y sabroso, perfecto para un postre indulgente sin culpa.

Flan sin masa de bajo índice glucémico

Ingredientes :
- 500 ml de leche (o leche de almendras sin azúcar para la versión sin lactosa)
- 3 huevos
- 50 g de sirope de agave o de arce (o un edulcorante de IG bajo como stevia o eritritol)
- 1 sobre de azúcar de vainilla o 1 cucharadita de extracto de vainilla
- 1 cucharada de maicena (o fécula de patata para la versión sin gluten)
- Una pizca de sal

Instrucciones :

1. Precalentar el horno:
  - Precalienta tu horno a 180°C (350°F).

2. Preparación de la mezcla:
  - En una ensaladera batir los huevos con el sirope de
agave (o edulcorante) y la vainilla. Luego agrega la sal y
la maicena, luego mezcla bien hasta obtener una pasta
homogénea.

3. Agrega la leche:
  - Calienta la leche en un cazo a fuego medio hasta que
esté tibia, sin que llegue a hervir. Agrega la leche tibia a
la mezcla de huevo y azúcar y revuelve bien.

4. Vierta la mezcla:
  - Vierte la mezcla en un molde para flan o moldes
individuales, cuidando de no llenar demasiado (la
preparación se hinchará un poco durante la cocción).

5. Baño María:
   - Colocar el/los molde(s) en una fuente para horno
llena hasta la mitad con agua caliente (baño maría). Esto
ayudará a que el flan se cocine uniformemente y se
mantenga suave.

6. Cocinar:
   - Hornear por unos 30 a 40 minutos, o hasta que el flan
esté firme al tacto y al pinchar un cuchillo este salga
limpio.

7. Enfriamiento:
   - Deja que el flan se enfríe a temperatura ambiente,
luego refrigerar por al menos 2 horas antes de comerlo.

 Sugerencias:
- Caramelo light: Si quieres un toque de caramelo,
puedes hacer un caramelo light con un edulcorante como
eritritol (calentándolo suavemente hasta conseguir un
color dorado) y verterlo en el fondo de los moldes antes
de añadir la preparación del flan. .
- Variaciones: Puedes agregar ralladura de limón o
naranja para darle un toque de frescura.

Este flan es ligero, cremoso y perfecto para un postre de bajo índice glucémico. ¡Disfrútalo con fruta fresca para darle aún más sabor!

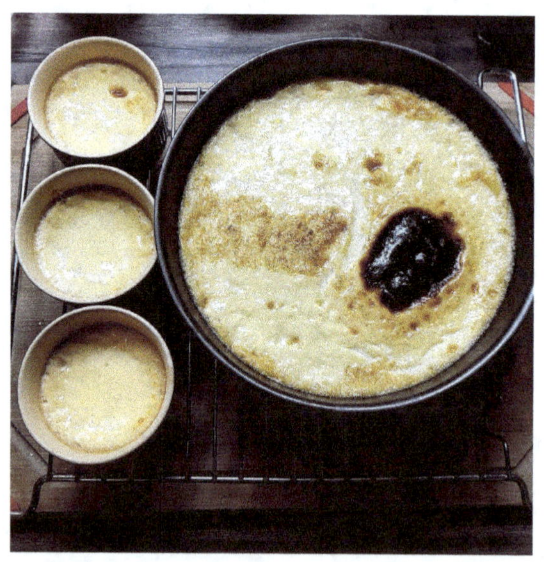

flan sin masa

Frutas Asadas con Especias

- Ingredientes :
  - 2 manzanas o peras cortadas en cuartos
  - 1 cucharada de aceite de oliva
  - 1 cucharadita de canela
  - 1/2 cucharadita de nuez moscada
  - Nueces o almendras para que queden crujientes
(opcional)

- Preparación :
  1. Precalienta el horno a 200°C. Mezclar los gajos de fruta con el aceite de oliva y las especias.
  2. Colóquelo en una bandeja para hornear forrada con papel pergamino y ase durante 20-25 minutos.
  3. Servir caliente, acompañado de yogur natural o una bola de sorbete sin azúcar.

Estos postres no sólo son deliciosamente saciantes, sino que también son aptos para una dieta de bajo índice glucémico. ¡Disfrútalo junto con tu familia y amigos!

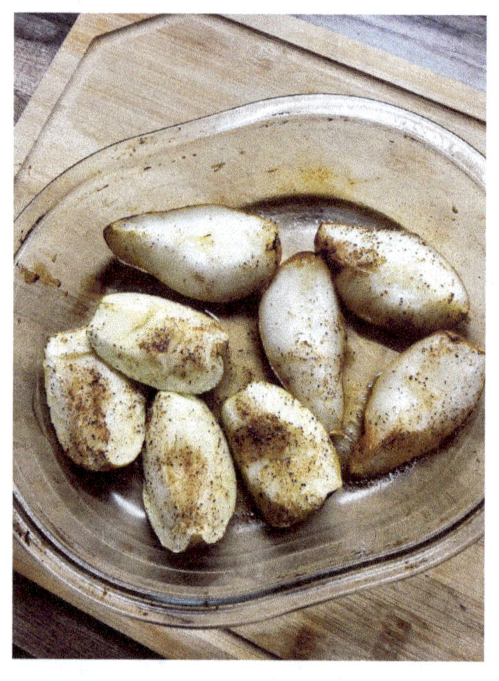

Manzanas y peras asadas, canela y nuez moscada

Elabora un bizcocho utilizando harina de trigo sarraceno, huevos, plátanos, levadura en polvo o levadura en polvo y coco rallado, sustituyendo el azúcar por miel o azúcar moscovado. Aquí tienes una receta sencilla adecuada para alimentos con un índice glucémico bajo:

Pastel de trigo sarraceno y plátano

Ingredientes :
- 200 g de harina de trigo sarraceno
- 2 huevos
- 2 plátanos maduros (de los que sale un sabor dulce y húmedo)
- 1 vaso pequeño de leche vegetal de tu elección
- 1 sobre de levadura en polvo (o levadura en polvo)
- 50 g de coco rallado
- 2 a 3 cucharadas de miel o azúcar mascabado (ajustar al gusto)
- 1 pizca pequeña de sal

- Unas cuantas nueces o semillas para que queden crujientes (opcional)

Instrucciones :

1. Precalentar Precalienta tu horno a 180°C (termostato 6).

2. Preparación de los plátanos En un bol grande, tritura los plátanos con un tenedor hasta obtener un puré.

3. Mezcle los ingredientes húmedos: agregue los huevos y la miel o el azúcar moscabado, la leche al puré de plátano y mezcle bien.

4. Añade los ingredientes secos a otro bol, mezcla la harina de trigo sarraceno, el polvo para hornear, el coco rallado y la sal. Luego incorpora esta mezcla a los ingredientes húmedos.

5. Mezcla final: Revuelve suavemente hasta que los ingredientes estén bien combinados. Si lo deseas, añade nueces o semillas en este punto.

6. Cocinar:

Vierte la masa en un molde para pasteles previamente engrasado o forrado con papel pergamino. Hornee durante unos 30-35 minutos, o hasta que al insertar un cuchillo en el centro, éste salga limpio.

7. Enfriamiento: Deja enfriar el bizcocho unos minutos en el molde, luego desmolda y deja enfriar completamente sobre una rejilla.

 Consejo :
- Puedes agregar especias como canela o vainilla para darle más sabor.
- Para una textura más suave, puedes sustituir parte de la harina de trigo sarraceno por harina de almendras, si te conviene.

Este bizcocho es nutritivo e ideal para merienda o postre, además de tener un bajo índice glucémico gracias al uso de los ingredientes mencionados. ¡Disfruta tu comida!

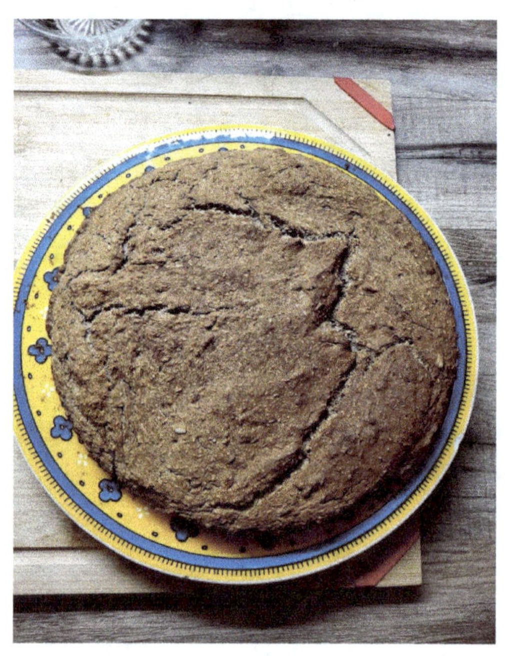

Tarta de trigo sarraceno y plátano

La manteca de cacahuete es un excelente ingrediente para postres y refrigerios que son sabrosos y nutritivos. Aquí tienes algunas ideas creativas para integrarlo en tus recetas, garantizando al mismo tiempo un índice glucémico bajo:

Batido de manzana, manteca de cacahuète y semillas de chía

Ingredientes :
- 1 taza de leche descremada o 1/2 taza de requesón
- 1 manzana cortada en trozos (también puedes usar 1/2 naranja o una pera si lo prefieres)
- 1 a 2 cucharadas de manteca de cacahuète sin azúcar
- 1 cucharada de semillas de chía
- Un poco de coco rallado (azúcar de vainilla, al gusto)

- Unos cubitos de hielo (opcional, según la consistencia deseada)

Instrucciones :
1. En una licuadora, agrega la leche desnatada o el requesón.
2. Agrega los trozos de manzana, la mantequilla de maní, las semillas de chía y el coco.
3. Licue hasta que quede suave. Si quieres una textura más fría, agrega cubitos de hielo y vuelve a licuar.
4. Probar y ajustar el dulzor con azúcar de vainilla si es necesario.
5. ¡Vierte en un vaso y disfruta!

Este batido tiene un alto contenido en proteínas y fibra, ideal para un desayuno o merienda nutritiva. ¡También puedes personalizar esta receta según tus gustos!

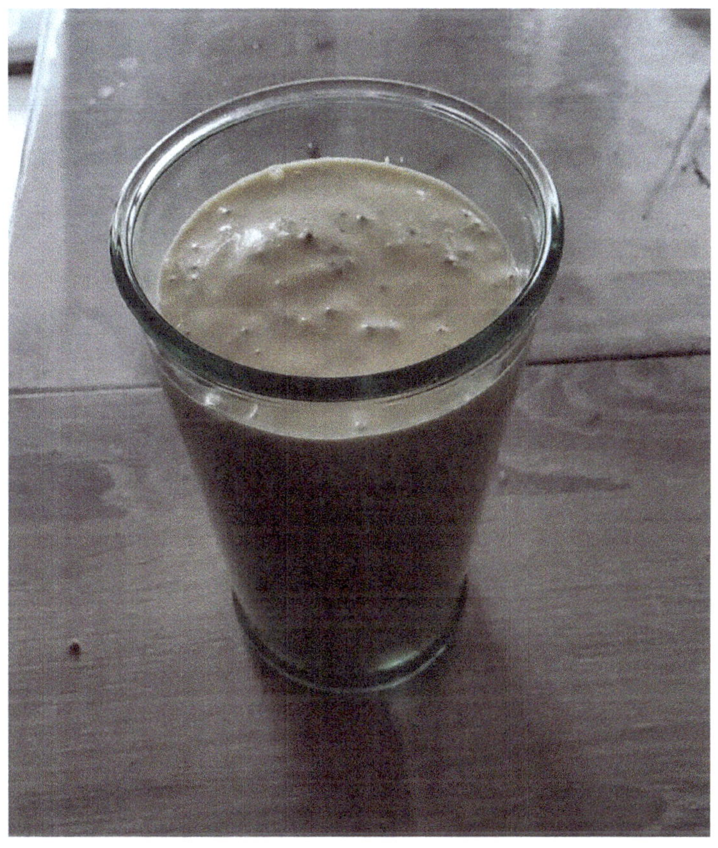

Batido 1/2 naranja, requesón, manteca de cacahuète sin azúcar, semillas de chía, coco rallado

Rodajas de manzana con manteca de cacahuète

Una forma rápida y sencilla de disfrutar la mantequilla de maní es untarla sobre rodajas de manzana. ¡Esto hace un refrigerio crujiente y saludable! Agrega una pizca de canela para darle aún más sabor.

Estas ideas te permitirán utilizar deliciosamente la mantequilla de maní en tus postres y meriendas manteniendo un índice glucémico bajo. ¡Disfrutar!

Bolas energéticas de manteca de cacahuète

Ingredientes
- 1 taza de avena (prefiera avena de cocción rápida para obtener una textura más fina)
- 1/2 taza de manteca de cacahuète natural, sin azúcar agregada
- 1/4 taza de miel o sirope de agave (ajustar al gusto)
- 1/4 taza de semillas de chía o lino (para fibra)
- 1/4 taza de chocolate negro picado (al menos 70% cacao)
- Opcional: coco rallado o frutos secos (sin azúcar añadido)

Instrucciones :
1. En un tazón grande, mezcle todos los ingredientes hasta que estén bien combinados.
2. Forma bolitas con la mezcla y colócalas en una bandeja para horno cubierta con papel pergamino.

3. Refrigere por al menos 30 minutos antes de disfrutar.
Guarda las bolas en un recipiente hermético en el
frigorífico.

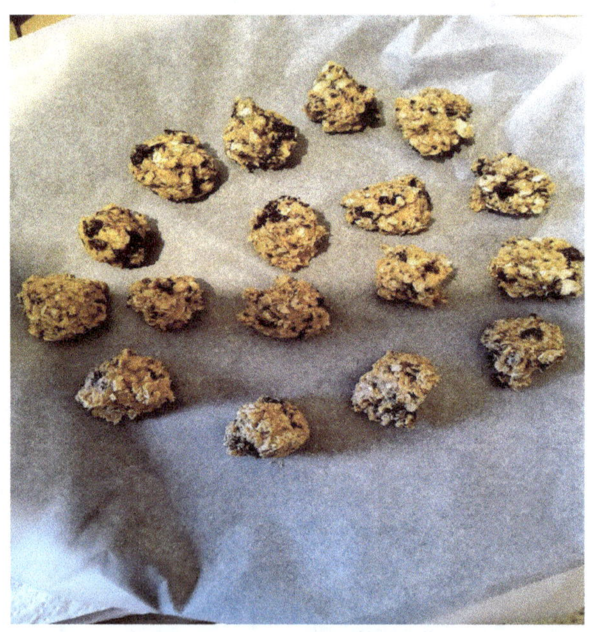

bolas energéticas manteca de cacahuète, chispas de
chocolate

Ideas de comidas para índice glucémico bajo:

Menú totalmente equilibrado y sabroso respetando un índice glucémico bajo (IG bajo), aquí tienes una valoración de los platos elegidos:

1. Bolas de pescado especiadas

- Beneficios: Las bolas de pescado son ricas en proteínas, lo cual es excelente para la saciedad y la salud. Las especias también pueden proporcionar beneficios antiinflamatorios.
- Sugerencias: Para mantener la comida con un IG bajo, asegúrese de elegir cuidadosamente los ingredientes, especialmente la harina utilizada para unir las albóndigas, y evite agregar ingredientes con alto contenido de azúcar.

2. Salsa De Yogur

- Beneficios: El yogur, especialmente el yogur natural
sin azúcar añadido, es rico en proteínas y probióticos, lo
que favorece la salud digestiva.
- Sugerencias: Puedes enriquecer la salsa con hierbas
frescas (como menta o perejil) o especias (como comino)
para mejorar el sabor.

3. Ensalada de bulgur con verduras

- Beneficios: Bulgur tiene un IG moderado, pero sigue
siendo relativamente más bajo que otros tipos de
carbohidratos refinados. Es rico en fibra y nutrientes.
- Sugerencias: asegúrese de utilizar una variedad de
verduras frescas (como tomates, pepinos, pimientos y
espinacas) para maximizar las vitaminas y minerales de
la ensalada. Evite las salsas dulces para condimentar.

4. Dos quesitos suizos(pequeños suizo) con compota de
madroño

- Beneficios: Los petits suisses son una excelente fuente
de proteínas y son relativamente bajos en carbohidratos.
La compota de madroño, si no tiene azúcares añadidos,
puede aportar un toque de dulzor manteniendo un IG
bajo, porque las plantas de madroño tienen un IG
relativamente bajo.
- Sugerencias: Si estás utilizando una compota ya
preparada, revisa la etiqueta para asegurarte de que no
lleva azúcares añadidos. También puedes hacer tu propia
compota sin azúcar.

Conclusión

Esta comida parece equilibrada en proteínas, grasas
buenas y carbohidratos adecuados, además de ser rica en
verduras. Sólo asegúrese de controlar las porciones y
elegir ingredientes sin azúcar agregada para mantener un
IG realmente bajo.
¡Esto debería permitirle disfrutar de su comida en paz!
¡Disfruta tu comida!

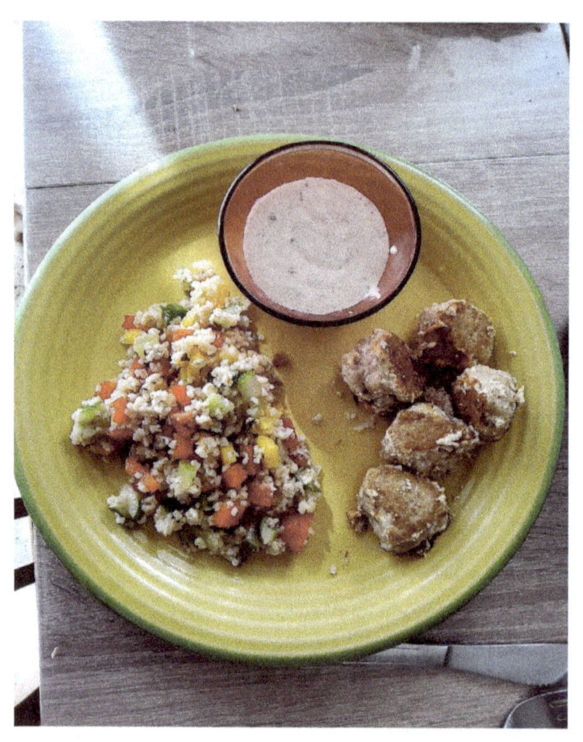